BEI GRIN MACHT SICH IHR WISSEN BEZAHLT

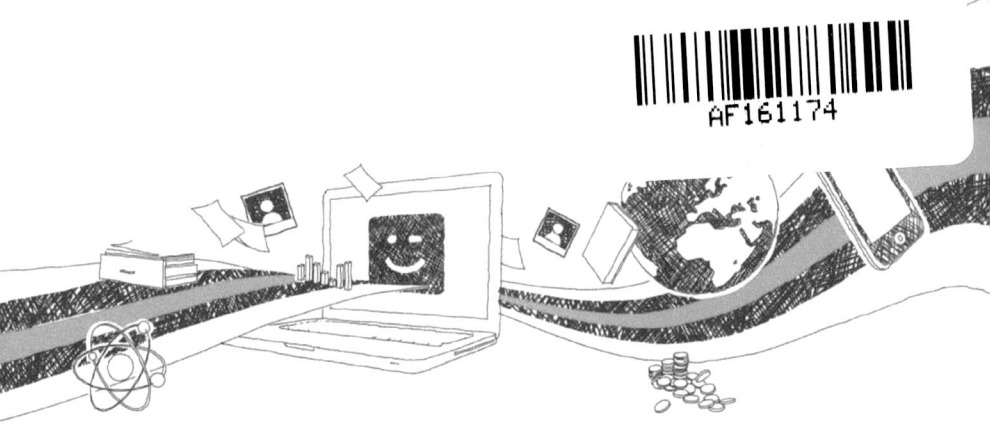

- Wir veröffentlichen Ihre Hausarbeit, Bachelor- und Masterarbeit

- Ihr eigenes eBook und Buch - weltweit in allen wichtigen Shops

- Verdienen Sie an jedem Verkauf

Jetzt bei www.GRIN.com hochladen und kostenlos publizieren

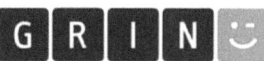

Maik Paulitschke, Lutz Freitag

Psychische und physische Auswirkungen der Arbeitslosigkeit

Macht Arbeitslosigkeit krank?

GRIN Verlag

Bibliografische Information der Deutschen Nationalbibliothek:

Die Deutsche Bibliothek verzeichnet diese Publikation in der Deutschen Nationalbibliografie; detaillierte bibliografische Daten sind im Internet über http://dnb.d-nb.de/ abrufbar.

Dieses Werk sowie alle darin enthaltenen einzelnen Beiträge und Abbildungen sind urheberrechtlich geschützt. Jede Verwertung, die nicht ausdrücklich vom Urheberrechtsschutz zugelassen ist, bedarf der vorherigen Zustimmung des Verlages. Das gilt insbesondere für Vervielfältigungen, Bearbeitungen, Übersetzungen, Mikroverfilmungen, Auswertungen durch Datenbanken und für die Einspeicherung und Verarbeitung in elektronische Systeme. Alle Rechte, auch die des auszugsweisen Nachdrucks, der fotomechanischen Wiedergabe (einschließlich Mikrokopie) sowie der Auswertung durch Datenbanken oder ähnliche Einrichtungen, vorbehalten.

Impressum:

Copyright © 2006 GRIN Verlag GmbH
Druck und Bindung: Books on Demand GmbH, Norderstedt Germany
ISBN: 978-3-638-65143-1

Dieses Buch bei GRIN:

http://www.grin.com/de/e-book/52633/psychische-und-physische-auswirkungen-der-arbeitslosigkeit

GRIN - Your knowledge has value

Der GRIN Verlag publiziert seit 1998 wissenschaftliche Arbeiten von Studenten, Hochschullehrern und anderen Akademikern als eBook und gedrucktes Buch. Die Verlagswebsite www.grin.com ist die ideale Plattform zur Veröffentlichung von Hausarbeiten, Abschlussarbeiten, wissenschaftlichen Aufsätzen, Dissertationen und Fachbüchern.

Besuchen Sie uns im Internet:

http://www.grin.com/

http://www.facebook.com/grincom

http://www.twitter.com/grin_com

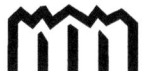

Fachhochschule Neubrandenburg
Fachbereich Gesundheit und Pflege
Studiengang Gesundheitswissenschaften

„Psychische und physische Auswirkungen der
Arbeitslosigkeit:
Macht Arbeitslosigkeit krank?"

Schriftliche Hausarbeit

Vorgelegt von: Maik Paulitschke   Lutz Freitag

Tag der Einreichung: 31.01.2005

Inhaltsverzeichnis

	Seite
1. Zielsetzung der Literaturrecherche	3
2. Aufbau und Struktur der Literaturrecherche	4
3. Recherche in Datenbanken und im Internet	5
4. Auswahl der Literatur	6
5. Definition der zentralen Begriffe	7
5.1 Arbeit und Erwerbstätigkeit	7
5.2 Arbeitslosigkeit und Erwerbslosigkeit	8
5.3 Gesundheit und Krankheit	10
5.4 Psychisch, physisch und psychosomatische Erkrankungen	12
6. Methodische Problematiken	12
7. Theoretische Erklärungsmodelle	14
8. Auswertung der empirischen Daten	15
8.1 Psychische Auswirkungen	15
8.2 Physische Auswirkungen	19
8.3 Schlussfolgerungen	21
8.4 Grafik	23
9. Fragen an Forschung, Praxis und Politik	24
Literaturverzeichnis	26

1. Zielsetzung der Literaturrecherche

Für viele Menschen ist die Arbeit der Lebenssinn und spiegelt ihre soziale Identität wider. Wird man nun arbeitslos ...

Die soziale Marktwirtschaft sollte eigentlich eine Wirtschaftsordnung sein, die sozial und gerecht ist. Doch die historische Entwicklung verlief anders und führte zu sozialen Missständen, wie man sie im Kapitalismus findet.
Unsere Marktwirtschaft ist durch den Gewinn (Rentabilität), die Produktivität und die Rationalisierung, sprich den Arbeitsstellenabbau gekennzeichnet. So wurde auch bei uns die Arbeit zu einer knappen Ressource, wie in fast allen westlichen Ländern.
Im Vergleich zu den Anfängen des 20. Jahrhunderts verbindet man Arbeitslosigkeit jedoch nicht mehr mit Hunger und Elend.

Wenn man heutzutage das Wort „arbeitslos" hört, verbindet man nichts Gutes damit, eher Freizeit, ausschlafen, Faulheit, Nichtskönnen, Dummkopf, Schwarzarbeiter oder wir sind sogar oft der Meinung, dass der Betroffene selbst schuld sei. Das mag auch für Einzelne zutreffen, aber man kann es nicht verallgemeinern. Erst wenn man arbeitslos ist oder es war, merkt man, dass man vielleicht gar nichts für seine Arbeitslosigkeit kann. Wenn man es mal aus der Sicht des arbeitslos Gewordenen betrachtet, fangen die Probleme erst an, beginnend mit dem reduzierten Einkommen. Besonders Langzeitarbeitslose haben mit psychischen und physischen Problemen zu kämpfen. Wiederum fragt man sich, wie können Arbeitslose psychisch oder physisch krank werden, sie arbeiten ja nicht?

Im Dezember 2004 betrug die Gesamtarbeitslosenzahl in Deutschland **4,464** Millionen (vgl. Statistisches Bundesamt, Stand 04.01.2005).

Die Lösung des Arbeitsmarktproblems ist eine der wichtigsten Aufgaben vor denen unsere Gesellschaft heute steht. Die Massenarbeitslosigkeit zieht gewaltige Kosten nach sich, welche stetig wachsen. Die Konsequenzen die sich daraus ergeben, treffen die Arbeitnehmer und die Arbeitslosen gleichermaßen. Indem die Arbeitnehmer immer mehr Beiträge zahlen müssen und die Arbeitslosen immer weniger Unterstützung bekommen.

Zielsetzung der vorliegenden Literaturrecherche war es, die Zusammenhänge von Arbeitslosigkeit und Gesundheit näher zu beleuchten. Macht Arbeitslosigkeit krank? Ist es möglich, dass Arbeitslosigkeit gesundheitsfördernd wirken kann, da gesundheitsgefährdende Faktoren der Arbeit entfallen? Trifft beides zu? Wenn ja, in welchem Umfang? Wird es möglich sein mit Hilfe der Fachliteratur ein eindeutiges Fazit zu ziehen?
Angesichts der gesellschaftlichen Brisanz des Themas Arbeitslosigkeit, scheint es außerordentlich wichtig zu sein, Antworten auf diese Fragen zu finden.

2. Aufbau und Struktur der Literaturrecherche

Der Aufbau und die Struktur der Literaturrecherche wurden chronologisch geordnet und abgehandelt.
Die Vorgehensweise bei der Suche nach themenrelevanter Literatur, sowie deren Auswahlkriterien werden in Kapitel 3 und 4 dargestellt. Das 5. Kapitel dient zur Definition der zentralen Begriffe, da sie die Grundlage des Verständnisses von möglichen Reaktionen auf Arbeitslosigkeit sind.
Methodische Problematiken beim Erstellen dieser Literaturrecherche werden im 6. Kapitel beschrieben.
Zum besseren Verständnis der empirischen Daten bedarf es theoretischer Modelle, die im Kapitel 7 erwähnt werden.
Im folgenden Kapitel wird auf das eigentliche Thema eingegangen, indem die gesundheitlichen Auswirkungen der Arbeitslosigkeit eingehend ausgewertet werden. Dieses Kapitel ist in drei Abschnitte unterteilt worden. Zum einen in die große Gruppe der psychischen Auswirkungen, die Gruppe der physischen Auswirkungen und deren Zusammenhang. Es ist wichtig die psychischen und physischen Faktoren nicht voneinander isoliert zu betrachten, weil sie sich ständig gegenseitig beeinflussen.

Es wird versucht einen Zusammenhang zwischen den psychischen und physischen Auswirkungen der Arbeitslosigkeit herzustellen.
Im letzten Kapitel wird auf die sich aus der Recherche ergebenen Fragen eingegangen.

3. Recherche in Datenbanken und im Internet

Bei der Suche themenrelevanter Literatur wurden Datenbanken zur Hilfe genommen. Ausgewählt wurden die Datenbanken PSYNDEX und WISO, da sie Datenbestände zu Sozial- und Gesundheitswissenschaften beinhalten.
Um mit den Datenbanken arbeiten zu können, wählten wir folgende Suchbegriffe:

- Arbeit
- Erwerbstätigkeit
- Arbeitslosigkeit
- Erwerbslosigkeit
- Arbeit und Gesundheit
- Arbeitslosigkeit und Gesundheit
- Folgen der Arbeitslosigkeit

Während des Recherchierens in der Fachliteratur, stießen wir auf Verweise auf andere Autoren, deren Namen dann ebenfalls als Suchbegriffe verwendet wurden.

Aufgabe war es, den Stand der empirischen Forschung wiederzugeben. Daher wurde auf die Aktualität der Veröffentlichungen geachtet. Es ließ sich jedoch nicht vermeiden, auch ältere Publikationen zu verwenden, da viele von ihnen noch heute Bestand haben.

Genutzt wurden die Bestände der Fachhochschulbibliothek Neubrandenburg, der Regionalbibliothek Neubrandenburg sowie der Universitätsbibliotheken Rostock, Leipzig, Greifswald und Dresden. In der Fachhochschulbibliothek Neubrandenburg nicht vorhandene Veröffentlichungen wurden an den Universitätsbibliotheken Rostock,

Leipzig und Dresden durch Verwandte und Bekannte bzw. an der Universitätsbibliothek Greifswald selbst entliehen.

Bei der Recherche im Internet wurden die Suchmaschinen „Yahoo" und „Google" genutzt, wobei die oben genannten Suchbegriffe verwandt worden sind.

4. Auswahl der Literatur

Die ersten Überlegungen nahmen wir im Arbeitskreis vor. Nach der Sichtung bereits entliehener Bücher, besprachen wir innerhalb des Arbeitskreises die weitere Vorgehensweise. Nachdem die Sichtung der Publikationen abgeschlossen war, spezifizierten die einzelnen Gruppen ihre Themen. Als Kontrolle wurden Gespräche innerhalb des Arbeitskreises geführt, um zu klären, ob die Auswahl der Literatur zu erweitern oder eher einzuschränken ist. Anschließend begann die eigentliche Gruppenarbeit. Die vorhandenen Texte wurden geordnet, hinsichtlich ihrer Aussagen überprüft und inhaltlich miteinander verglichen. Um für die vorliegende Arbeit verwendet zu werden, mussten die Publikationen folgende Kriterien erfüllen:

1. Beinhalten sie einen oder mehrere der folgenden Punkte?
- Definition der zentralen Begriffe Arbeit, Erwerbstätigkeit, Arbeitslosigkeit Erwerbslosigkeit, Gesundheit und Krankheit
- Empirische Studien über Arbeitslosigkeit
- Gesundheitliche Folgen der Arbeitslosigkeit
- Gesundheitsverhalten Arbeitsloser

2. Die verwendeten Texte sollten wissenschaftlich und ihre Aussagen durch Quellenangaben belegt sein.

5. Definition der zentralen Begriffe

5.1 Arbeit und Erwerbstätigkeit

Arbeit und Erwerbstätigkeit werden oft synonym verwandt, deshalb fällt eine Differenzierung der beiden Begriffe nicht leicht. Arbeit ist ein Begriff, welcher die Erwerbstätigkeit mit einschließt. Im Folgenden werden einige gängige Definitionen aufgeführt.

Arbeit ist ... „jede meist zweckgerichtete Tätigkeit zur Befriedigung materieller oder geistiger Bedürfnisse des einzelnen oder der Allgemeinheit. Aus der Notwendigkeit der menschl. A. für die Erhaltung der Gesellschaft wird die Pflicht zur A., aus der Notwendigkeit zur Erhaltung des eigenen Lebens u. der Befriedigung der eigenen Bedürfnisse das Recht auf A. abgeleitet." (Bertelsmann Lexikothek 1994, S.276f)

Folgt man einer weiteren Lexikonerklärung ist **Arbeit** ... „der bewußte und zweckgerichtete Einsatz der körperl., geistigen und seel. Kräfte des Menschen zur Befriedigung seiner materiellen und ideellen Bedürfnisse." (Brockhaus Enzyklopädie 1987, S.36)

Die soziale Bedeutung und die Bewertung der Arbeit sind Ausdruck der geltenden gesellschaftlichen Wertordnung. Daher erscheint es wichtig, den Begriff der Arbeit, auch aus dem Blickwinkel der Soziologie zu betrachten. Nach dem Soziologen Bernhard Schäfers ist **Arbeit** die ... „zielgerichtete, planmäßige und bewußte menschliche Tätigkeit, die unter Einsatz physischer, psychischer und mentaler (geistiger) Fähigkeiten und Fertigkeiten erfolgt. Im nationalökonomisch. Sinne ist A. neben Boden und Kapital ein Produktionsfaktor." (Schäfers 1986, S.24)

„Grundsätzlich kann zwischen bezahlter und unbezahlter Arbeit unterschieden werden. Die Erwerbsarbeit war lange Zeit vorwiegend den Männern vorbehalten. Umgekehrt waren die regenerativen Tätigkeiten wie Hausarbeit und Kindererziehung die Domäne der Frauen. Diese Form der geschlechtlichen Arbeitsteilung beginnt sich in den westlichen Industrienationen seit den sechziger Jahren langsam aufzuweichen. In der Geschichte wurde der Wert und die Bedeutung der Arbeit sowohl im religiösen als auch im philosophischen Kontext unterschiedlich angesetzt. Einen besonderen Stellenwert nahm die Arbeit seit der Reformation in der lutherischen und calvinistischen Theologie ein. Den Zusammenhang zwischen protestantischer Arbeitsethik und der Entwicklung der kapitalistischen Industriegesellschaft hat insbesondere Max Weber in *Die protestantische Ethik und der Geist des Kapitalismus* (1905) herausgearbeitet." (Microsoft Encarta Enzyklopädie 2005)

Die **Erwerbstätigkeit** wird als Arbeit unter vertraglichen Bedingungen angesehen, zu denen eine materielle Entlohnung gehört (vgl. Jahoda 1986, S.25).
Gekennzeichnet ist die **Erwerbstätigkeit** als … „ das Mittel, durch das die große Mehrheit der Menschen ihren Lebensunterhalt verdient; und zum anderen zwingt sie, als ein unbeabsichtigtes Nebenprodukt ihrer Organisationsform, denjenigen, die daran beteiligt sind, bestimmte Kategorien der Erfahrung auf. Nämlich: Sie gibt dem wach erlebten Tag eine Zeitstruktur, sie erweitert die Bandbreite der sozialen Beziehungen über die oft stark emotional besetzten Beziehungen zur Familie und zur unmittelbaren Nachbarschaft hinaus; […] sie weist einen sozialen Status zu und erklärt die persönliche Identität; sie verlangt eine regelmäßige Aktivität. […] Diese Erfahrungen entsprechen mehr oder weniger tief sitzenden Bedürfnissen der meisten Menschen, die danach streben, ihrer Existenz, einen gewissen Sinn zu geben." (Jahoda 1986, S.136f)

5.2 Arbeitslosigkeit und Erwerbslosigkeit

Wie in den gelesenen Publikationen deutlich wurde, werden die Begriffe Arbeitslosigkeit und Erwerbslosigkeit meistens synonym verwand. Eine Differenzierung der beiden Begriffe wird hier versucht vorzunehmen.

Das Sozialgesetzbuch III (SGB III) definiert **Arbeitslosigkeit** folgendermaßen:
„SGB III § 118 Arbeitslosigkeit
(1) Arbeitslos ist ein Arbeitnehmer, der

1. vorübergehend nicht in einem Beschäftigungsverhältnis steht (Beschäftigungslosigkeit) und
2. eine versicherungspflichtige, mindestens 15 Stunden wöchentlich umfassende Beschäftigung sucht (Beschäftigungssuche) […]."(Bundesministerium für Gesundheit und Soziale Sicherung)

Arbeitslosigkeit ist das … „Ungleichgewicht am Arbeitsmarkt, bei dem die angebotene Art und Menge von Arbeitsleistung die nachgefragte Art und Menge von Arbeitsleistung übersteigt, so daß ein Teil der Erwerbspersonen zeitweise ohne Beschäftigung ist. […] Aus wirtschaftspolit., aber auch aus sozial- und gesellschaftspolit. Gründen (materielle Not, Verlust an Selbstvertrauen als mögliche Auswirkung von A.) ist die Verfolgung des Ziels Vermeidung von A. und Gewährleistung eines hohen Beschäftigungsstandes (Vollbeschäftigung) eine polit. Notwendigkeit." (Brockhaus Enzyklopädie 1987)

Friedel beschreibt die **Arbeitslosigkeit** als ein einschneidendes arbeitsbiographisches Ereignis, welches eine Umgestaltung und Neuformierung der Beziehungen des Arbeitslosen und seiner sozialen Umwelt hervorruft. Weiter gibt Friedel Risikomerkmale der Arbeitslosigkeit an:

- Reduziertes Einkommen trotz vorhandener sozialer Sicherung
- Eingeschränkter Lebensstil
- Abnahme an Zielorientierung durch verlorengegangene Zeitstruktur und -vorgaben
- Einschränkung der Entscheidungsmöglichkeiten trotz vermehrter Freizeit durch materielle Verluste und Unsicherheit
- Verzicht auf Befriedigung des Bedürfnisses, eigenes Können und Geschick zu erwerben und auch zu beweisen
- Häufung an psychologisch bedrohlichen Tätigkeiten (z.B. Schuldgefühle durch die Inanspruchnahme von Arbeitslosenunterstützung)
- Zukunftsängste
- Verminderung sozialer Kontakte

> Positionsverlust und dadurch Verlust der beruflichen Identität (vgl. Warr 1987, zit. nach Friedel 2000, S.18f).

Marie Jahoda definiert die **Erwerbslosigkeit** wie folgt: „[…] man kann all jene als erwerbslose betrachten, die keine Stelle haben, aber gerne eine hätten, oder die für die Zeit, in der sie keine Stelle haben, auf finanzielle Unterstützung angewiesen sind, um überleben zu können." (Jahoda 1986, S.32)

„Die **Erwerbslosigkeit** ist ein Phänomen gesellschaftlichen Ursprungs, das jeden Menschen ganz individuell betrifft, aber auch auf die Gesellschaft zurückwirkt. […] Die Verarbeitung der Erwerbslosigkeit ist von individuellen Ressourcen und den gesellschaftlichen Rahmbedingungen abhängig. Die Reaktion der Betroffenen auf so eine Krise steht in unmittelbarem Zusammenhang mit verschiedenen Lebensumständen, […]:" (Gudrun Glumm 1998, S.59)

5.3 Gesundheit und Krankheit

Gesundheit und Krankheit sind nicht leicht voneinander zu trennende Begriffe. Eine Differenzierung der beiden Begriffe herauszuarbeiten, war Aufgabe bei der Auswahl folgender Definitionen.

Die Weltgesundheitsorganisation (WHO) definiert die **Gesundheit** als den … „Zustand des völligen körperlichen, seelischen und sozialen Wohlbefindens und nicht nur das Freisein von Krankheit und Gebrechen." (WHO, zit. nach Schewior-Popp 2000, S.76) Die Definition von dem Begriff der Krankheit wurde bewusst herausgelassen, da die Krankheit ein subjektives Befinden einschließt und nur schwer zu objektivieren ist.

Heute ist man sich aber weitgehend einig, dass Gesundheit kein statischer Zustand ist, sondern eher ein dynamischer Prozess.
„**Gesundheit** des Menschen ist das Ergebnis der erfolgreichen Auseinandersetzung des Systems „Organismus" mit der biologischen und gesellschaftlichen Umwelt. Das daraus

resultierende Gleichgewicht äußert sich in einem „Schweigen" der Organe. Dieser Zustand ist nicht statisch, sondern muß durch vielfältige biologische und biosoziale Maßnahmen aufrechterhalten werden." (Meyer 2000, S.1)

Der Mensch braucht Modelle um den Zusammenhang von Gesundheit und Krankheit besser zu verstehen. Ein Erklärungsmodell wäre das „Klassische soziologische Erklärungsmodell", welches im weitesten Sinne die Umgebung des Menschen in den Mittelpunkt der Ursachenforschung von Krankheit stellt (vgl. Schewior-Popp 2000, S.80).

Krankheit ist die ... „Störung im Ablauf der normalen Lebensvorgänge in Organen und Organsystemen durch einen Reiz, der zu einer von der Norm abweichenden vorübergehenden Beeinträchtigung der phys. Funktionen und/oder der psych. Befindlichkeit ggf. auch zu wahrnehmbaren körperl. Veränderung, im Extremfall zum Tod führt." (Brockhaus Enzyklopädie 1990, S.36)

Die **Krankheit** nimmt eine Mittelstellung zwischen Gesundheit und dem Tod ein. Deswegen führt eine Krankheit entweder zur Gesundheit oder zum Tod. [...] Die Weltreligionen nahmen diesen Aspekt in verschiedener Weise auf, um die Krankheit als Strafe für Sünde, Heilung als Wunder und den Krankheitsbefall als Mahnung zu Demut zu deuten (vgl. Bertelsmann Lexikothek 1993, S. 313).

Ableitend aus diesen Definitionen kann man feststellen, dass Gesundheit und Krankheit in ständiger Wechselwirkung zueinander stehen. Um dieser Feststellung Nachdruck zu verleihen, wird folgendes Zitat angeführt:
„**Gesundheit** und **Krankheit** sind wesentliche Erscheinungsformen des Lebens. Sie stellen das Ergebnis positiver bzw. negativer Auseinandersetzungen mit der Umwelt dar. Die gilt für alle Lebewesen. Gesundheit und Krankheit werden darüber hinaus durch die gesellschaftliche Daseinsweise des Menschen als arbeitendes, denkendes, sprechendes und bewußt handelndes Lebewesen geprägt." (Meyer 2000, S.1)

5.4 Psychisch, physisch und psychosomatisch

„**psychisch:** seelisch (im Gegensatz zu körperlich = somatisch), die Psyche betreffend." (Roche Lexikon Medizin 1993, S. 1364)

„**physisch:** die materielle Seite des Körpers (>> Physis <<) betreffend, körperlich (= somatisch); Gegensatz: >> psychisch <<, mit den Sinnen wahrnehmbar. (Roche Lexikon Medizin 1993, S. 1305)

Als **psychosomatisch** wird eine organische Veränderung im Zusammenhang mit einem chronischen Konflikt beschrieben. Psychosomatische Krankheiten sind z.B. Asthma und Colitis ulcerosa (vgl. Roche Lexikon Medizin 1993, S.1367).

„Die **psychosomatische** Forschung geht von einem Ineinandergreifen körperlicher, psychischer und sozialer Faktoren aus, die erst in ihrem spezifischen Zusammentreffen die Art und das Ausmaß des jeweiligen Krankheitsgeschehens bestimmen." (Schewior-Popp 2000, S.81).

In der **psychosomatischen** Medizin wird den psychischen Prozessen bei der Entstehung von organischen Krankheiten und somatischen Leiden eine wesentliche Bedeutung beigemessen. Unbestritten bleibt auch die Tatsache, dass psychosomatische Störungen die Entstehung und den Verlauf organischer Erkrankungen prägen können. Das Problem besteht gegenwärtig darin, dass sich diese psychischen Veränderungen schwer erfassen und objektivieren lassen (vgl. Meyer 2000, S. 10).

6. Methodische Problematiken

Der Reichstagsabgeordnete J. Moses sagte 1931, dass die Arbeitslosigkeit ein Problem der Volksgesundheit sei. Schon zu dieser Zeit litten Arbeitslose oft unter Depressionen sowie sozialen und gesundheitlichen Folgen (vgl. von Ekespatre 2000, S. 54).

Zusammenhänge zwischen Arbeitslosigkeit und Gesundheit zu erforschen, ist mit einigen Schwierigkeiten verbunden. Ein Ursache – Wirkungszusammenhang lässt sich nur für wenige Krankheiten herstellen, z.B. Infektionskrankheiten und Vergiftungen. Eine Verbindung zwischen psychischen und physischen Auswirkungen der Arbeitslosigkeit ist nur schwer nachweisbar. Diese Problematik wird im Kapitel 8.3 näher betrachtet.
Mitte der 80er Jahre des zwanzigsten Jahrhunderts war es sogar umstritten, ob der Arbeitsplatzverlust wie auch die fortdauernde Arbeitslosigkeit eigenständige Risikofaktoren sind und gesundheitliche Probleme bewirken können (vgl. von Ekesparre 2000, S.58).

Bei der Gegenüberstellung der empirischen Daten ergaben sich signifikante Unterschiede. Fast alle angelegten Studien führten im Ergebnis bestimmte Krankheiten an, welche aus der Arbeitslosigkeit resultieren. Jedoch wird oftmals die arbeitsbiografische und gesundheitliche Vorgeschichte des einzelnen Menschen zu stark vernachlässigt. Es ist schwer zu beweisen, ob bei einem Arbeitslosen eine bestimmte Krankheit, auch ohne den Arbeitsplatzverlust, aufgetreten wäre. Laut Elkeles und Kirschner korrespondiert die Arbeitslosigkeit nicht mit spezifischen Arbeitslosenkrankheiten (vgl. Elkeles/Kirschner 2004, S.15).

„Subjektiver und objektiver Gesundheitsstatus sind daher als inhaltlich verschiedene Dimensionen des Gesundheitszustandes anzusehen. Wenn Arbeitslosigkeit und gesundheitliche Veränderungen zueinander in Beziehung gebracht werden sollen, ist diese inhaltliche Verschiedenheit unbedingt zu berücksichtigen." (Friedel 2000, S.28)

In einigen Studien werden alle Arbeitslosen zusammengefasst. Es erfolgt keine Trennung zwischen kürzlich arbeitslos Gewordenen und Langzeitarbeitslosen. Auch wird teilweise keine Trennung zwischen den einzelnen sozialen Schichten vorgenommen.

Fast alle Autoren verwandten die Begriffe „Arbeitnehmer – Erwerbstätige" bzw. „Arbeitslosigkeit – Erwerbslosigkeit" synonym, ohne eine Differenzierung vorzunehmen.

7. Theoretische Erklärungsmodelle

Um einen Zusammenhang zwischen Arbeitslosigkeit und Gesundheit herzustellen, gibt es eine Vielzahl von theoretischen Ansätzen und Erklärungsmodellen, die sich in der Literatur finden lassen.

Zu den gängigsten theoretischen Ansätzen zählen die **Kausationshypothese** und die **Selektionshypothese**.

Die **Kausationshypothse** beruht auf der Annahme, dass Arbeitslosigkeit zu gesundheitlichen Belastungen führt. Die sich daraus ergebenen Konsequenzen für die Betroffenen wären daher ernsthafte Gefährdungen für die Gesundheit. Die Kausationshypothese geht also von einer krankmachenden Wirkung der Arbeitslosigkeit aus.

Dagegen sagt die **Selektionshypothese** aus, dass die Wahrscheinlichkeit arbeitslos zu werden höher ist, wenn bereits gesundheitliche Beeinträchtigungen vorhanden sind. Erwerbstätige mit einem schlechten Gesundheitszustand sind eher von Kündigungen betroffen. Jene haben es dann auch schwerer, sich wieder in das Berufsleben zu integrieren (vgl. Elkeles/Seifert 1992, S.43ff).

Jedoch sind diese theoretischen Ansätze nicht immer uneingeschränkt anwendbar. So lässt sich die Massenarbeitslosigkeit in Ostdeutschland nicht mit der Selektionshypothese erklären, da im Zuge der Wiedervereinigung ganze Wirtschaftszweige der Ex-DDR wegbrachen. Schlussfolgernd ist die Nachfrage nach Arbeitskräften in Ostdeutschland sehr gering. Laut Schiemann ist die Dauerarbeitslosigkeit in den neuen Bundesländern weniger ein Problem individueller

Behinderungen, sondern eine Folge der geringen Nachfrage auf dem Arbeitsmarkt (vgl. Schiemann 1994, S.24f).

8. Auswertung der empirischen Daten

8.1 Psychische Auswirkungen

Die Arbeitslosigkeit birgt viele emotionale sowie unterschätze Auswirkungen in sich. Schon allein der bloße Gedanke an die Arbeitslosigkeit bereitet selbst Erwerbstätigen genügend Sorge. Anfängliche Gedanken wie „ausschlafen" und „das machen was einem Spaß macht" verschwinden meist so schnell, wie sie gekommen sind.

Anhand der gelesenen Publikationen ist festzustellen, dass sich während der Erwerbslosigkeit bei fast allen Betroffenen psychische Belastungen, psychosomatische Störungen und soziale Probleme entwickelten, angefangen zu Zeiten der Weltwirtschaftskrise bis in die Gegenwart. Dies ging bereits schon aus der Studie „Die Arbeitslosen von Marienthal" hervor (vgl. Jahoda 1986, S. 34ff).

In der Fachliteratur wird die Arbeitslosigkeit oft als psychosozialer Stressor beschrieben. Dies gilt insbesondere für die Langzeitarbeitslosigkeit und die sich wiederholende Arbeitslosigkeit.

Jürgen Resetka führt eine Reihe von Symptomen und Folgen an, die im Zusammenhang mit Arbeitslosigkeit beobachtet werden:

- Probleme eines sinnvollen Zeitmanagements
- Individuelle Kontaktschwierigkeiten
- Verändertes Aggressionspotential
- Erhöhte Reizbarkeit
- Geringe Frustrationstoleranz
- Resignierendes Verhalten

- Schlaflosigkeit
- Psychosomatische Beschwerden
- Spezifische Angst (Leistungsangst)
- Gesundheitsschäden, die die Aufnahme einer neuen Arbeit erschweren
- Eigene Werte werden infrage gestellt
- Soziale Isolation
- Alkoholabhängigkeit, Drogenabhängigkeit (vgl. Resetka et al. 1996, S.28f).

„Diese medizinisch, psychologisch und soziologisch bedeutsamen Symptome können bei sehr kurzer Arbeitslosigkeit reversibel sein. Bei Langzeitarbeitslosen bzw. Mehrfacharbeitslosen führen sie zu einem starken Kompetenzverlust auf medizinischer, psychischer und sozialer Ebene. Infolge ihres Kompetenzverlustes werden diese Arbeitslosen immer schwerer vermittelbar, da sie die Einstellungsgespräche/-tests oder die Probezeit nicht mehr erfolgreich absolvieren können." (Dauer et al. 1993, S.249)

So berichten Brinkmann und Wiedemann im Rahmen ihrer Auflistung psychisch belastender Faktoren von einem ... „ Ansteigen psychisch unangenehmer und bedrohlicher Erfahrungen, z.B. durch wiederholte Ablehnungen von Bewerbungen." (Brinkmann, Wiedemann 1994, S. 21)

Laut Aßmann und Rossa haben Arbeitslose Einbussen an Lebensqualitäten, welche zu Befindlichkeitsbeeinträchtigungen führen. Sie stehen auch im direkten Zusammenhang mit dem gesundheitlichen Wohlbefinden und damit dem Gesundheitszustand. Die bevorstehende oder eingetretene Arbeitslosigkeit wird so mehr mit all ihren gesundheitlichen Folgen wirken, je höher der Stellenwert der Berufstätigkeit für den einzelnen Betroffenen ist .
Desweiteren geht aus ihrer Studie hervor, dass mit der steigenden Qualifikation gleichzeitig die Chancen schwinden, eine Wiederbeschäftigung im gleichen Beruf zu finden. Höherqualifizierte betreiben mehr gesundheitliche Prophylaxe, nehmen aber auch eher psychotherapeutische Hilfe in Anspruch und finden sich schwerer mit dem Zustand der Arbeitslosigkeit ab. Mit steigendem Alter nimmt die Qualität des Gesundheitszustandes ab. Der Verlust der Berufstätigkeit ist mit der sozialen Isolation

und dem Verlust von Anerkennung gleichzusetzen (vgl. Aßmann, Rossa 1993, S. 242ff).

Dagegen behauptet Friedel, anhand seiner ausgewerteten Studien, dass Arbeitslose mit einer höheren Berufsposition besser mit der Arbeitslosigkeit fertig werden, als Personen mit sozial geringer geschätzten Berufen.

Friedel beschreibt drei Einflüsse, die auf die Gesundheit Arbeitsloser wirken:
1. Die berufliche Qualifikation, welche einen starken positiven Einfluss auf den subjektiven Gesundheitsstatus Arbeitsloser hat.
2. Die Stigmatisierung (Stigma (griech.), heißt Wund-/Brandmal; hier gebräuchlich, „als Arbeitloser gebrandmarkt sein") hat den stärksten Einfluss auf die Gesundheit Arbeitsloser. Das Gefühl der Stigmatisierung hat einen negativen Einfluss auf den subjektiven Gesundheitszustand Arbeitsloser. Abhängig ist die Wirksamkeit der Stigmatisierung von dem sozialen Umfeld, in dem der Stigmaträger lebt.
3. Der negative Effekt des Alters wirkt auf den subjektiven Gesundheitsstatus (vgl. Friedel 2000, S. 58).

Bei den Arbeitslosen stehen die Angst um die Zukunft, der fehlende Lebenssinn und die finanziellen Probleme im Vordergrund. Anders als bei den Arbeitslosen sorgten sich die Erwerbstätigen um den Arbeitsplatz und damit um die generelle Arbeitsplatzunsicherheit in Zeiten von Massenarbeitslosigkeit (vgl. Henkel 1992, S.94). Obwohl diese Studie aus dem Jahr 1984 stammt, haben sich die vordergründigsten Sorgen von Arbeitslosen und Erwerbstätigen nicht geändert. Zusätzlich sind ihr Umfang und ihre Bedeutung, aufgrund eines noch größeren Arbeitslosenheers, gewachsen.

Jedoch stellt sich folgende Frage: Leiden nicht auch schon Arbeitnehmer unter psychischen Problemen?

Harych und Harych stellten in ihrer Studie fest, dass die Sorge um den bestehenden Arbeitsplatz oft stärkere negative Auswirkungen auf den Gesundheitszustand hat, als die Arbeitslosigkeit selbst (vgl. Harych, Harych 1997, S.119).

Ähnliches ist auch während der, in der Fachliteratur erwähnten, Antizipationsphase zu beobachten. Darunter versteht man die gedankliche Vorwegnahme des mehr oder weniger sicheren Eintritts in die Arbeitslosigkeit und deren Folgen. Diese Phase wird von den Betroffenen als stressreicher erlebt, als die frühe Phase der Arbeitslosigkeit (vgl. Resetka et al. 1996, S.23).

Dies lässt vermuten, dass sich eine kurze Sequenz von Arbeitslosigkeit positiv auf den Gesundheitszustand auswirken kann. Die Erklärung dafür wäre, dass mit dem Eintritt in die Arbeitslosigkeit gesundheitsschädigende Faktoren der Arbeit entfallen. Ebenso entfallen die, durch die Sorge um den Arbeitsplatz bedingten, psychischen Belastungen, welche möglicherweise das Auftreten von physischen Erkrankungen fördern.

Bestätigung findet diese Annahme in Pelzmanns 4-Phasen-Modell, aus dem hervorgeht, dass während der ersten sechs Monate ein gewisser Erholungseffekt überwiegt. Nach einer Schockphase, direkt nach dem Eintritt in die Arbeitslosigkeit, sucht der von Erwerbslosigkeit Betroffene während des zweiten und dritten Monats zuversichtlich nach einem neuen Beschäftigungsverhältnis. Kommt es dabei allerdings zu wiederholten Misserfolgen, treten nach dem sechsten Monat Pessimismus und Hoffnungslosigkeit an die Stelle anfänglicher Zuversicht. Nach neun bis zwölf Monaten der erfolglosen Arbeitssuche, sieht der Betroffene seine Arbeitslosigkeit als unabwendbar an. Diese letzte Phase ist geprägt von Fatalismus und negativer Selbstwirksamkeitserwartung (vgl. Pelzmann 1985, zit. nach: Resetka et al. 1996, S.26).

Bei der berühmten und oft zitierten Studie „Die Arbeitslosen von Marienthal" wurden vier Typen von Erwerbslosen unterschieden, die unterschiedliche psychische Reaktionen auf die Erwerbslosigkeit zeigten:
- ➢ Erwerbslose mit ungebrochener Moral
- ➢ Resignierte Erwerbslose
- ➢ Verzweifelte Erwerbslose
- ➢ Apathische Erwerbslose (vgl. Jahoda 1986, S.43)

Desweiteren finden sich in der Literatur Hinweise darauf, dass die psychischen Belastungen infolge der Arbeitslosigkeit im Extremfall zu Suizidgedanken führen können. „Selbstmord wegen Arbeitslosigkeit - eine Ausnahme? Gewiß, aber sehr viel häufiger als die Ausführung eines Suizids sind bei den Betroffenen > Planungen <, auf diese Weise mit den Belastungen der Arbeitslosigkeit fertig zu werden." (Wolski-Prenger 1993, S. 27)
Auch Kieselbach berichtete, dass Arbeitslose eine, im Vergleich zu Erwerbstätigen, wesentlich höhere Rate von Suizid oder Suizidversuchen aufweisen (vgl. Kieselbach 1992, S.51).

„Land et al. stellen resümierend nach der Durchsicht von 348 Untersuchungen fest: Es kann kein Zweifel daran bestehen, daß von der Arbeitslosigkeit beachtliche psychische Belastungen und Beeinträchtigungen des gesundheitlichen Befindens ausgehen. Ebenso zeigt sich, dass sich unter Arbeitslosigkeit für Teilgruppen der Betroffenen offenbar somatische Beschwerden ausbilden und vorhandene gesundheitliche Beeinträchtigungen vergrößern." (Land et al. 1984, zit. nach: Friedel 2000, S.12)

8.2 Physische Auswirkungen

Im Zuge der Recherchen in diversen fachspezifischen Publikationen fiel auf, dass den physischen Beeinträchtigungen eine eher sekundäre Bedeutung zukam, während das Hauptaugenmerk auf den psychischen Belastungen lag. Trotzdem finden sich in der Literatur einige wenige Hinweise und Erkenntnisse, welche durchaus auf physische Beeinträchtigungen als eine mögliche Folge von Arbeitslosigkeit schließen lassen.

So zeigen Harych und Harych in ihrer Studie auf, dass die Häufigkeit eines erhöhten Blutdrucks bei Arbeitslosen signifikant höher ist, als bei den Berufstätigen, die den weiteren Bestand ihres Arbeitsplatzes als gesichert ansehen. Außerdem war eine deutliche Chronifizierung bei Herzleiden zu verzeichnen.
Jedoch gaben im Rahmen der Erfassung von subjektiven Beschwerden berufstätige Probanden, welche sich um ihren Arbeitsplatz sorgten, häufiger an, unter physischen

Beeinträchtigungen zu leiden als Arbeitslose. Als Beschwerden wurden z.B. Kreislaufstörungen, Erschöpfung und eine schnelle Ermüdung angegeben (vgl. Harych,Harych 1997, S.166ff).

„Der wesentliche Teil physischer Erkrankungen entsteht durch Belastungen bzw. Streß, und zwar desto ausgeprägter, je mehr emotionale Reaktionen auf die Arbeitslosigkeit vorliegen." (Resetka et al. 1996, S.39)

In der Fachliteratur werden die physischen Leiden Arbeitsloser häufig auf ihr gesundheitsschädigendes Verhalten zurückgeführt. Darauf kann im Rahmen dieser Literaturrecherche allerdings nicht näher eingegangen werden, da dies einer eigenen Recherche bedarf.

Aus den gelesenen Publikationen ließ sich der Schluss ziehen, dass die durch Arbeitslosigkeit Bedrohten oder schon arbeitslos Gewordenen in hohem Maße für psychische Beeinträchtigungen empfänglich sind. Dadurch werden bereits vorhandene physische Probleme verstärkt oder die Ausbildung neuer psychosomatischer bzw. physischer Erkrankungen begünstigt.

Laut Resetka et al. sind die Beschwerden Arbeitsloser nicht durch definierte und gut voneinander abgrenzbare Symptome gekennzeichnet. Im Gegenteil! In der Regel kommt es zu unspezifischen Beschwerdebildern, zu welchen psychosomatische Symptome beitragen. Ihre Ursachen unterliegen keiner Trennung in einen psychischen und somatischen Bereich (vgl. Resetka et al. 1996, S.36).

„Je körperlicher eine Beschwerde ist, desto geringer der Unterschied zwischen dem Gesundheitszustand arbeitsloser und beschäftigter Arbeiter und Angestellten." (Kurella 1992, S.35)

8.3 Schlussfolgerungen

In allen gelesenen Publikationen wurde deutlich, dass es keine psychischen und physischen Beschwerden gibt, die nur den Arbeitslosen zu zuordnen wären. Auffällig war, dass verschiedene Denk- und Erklärungsansätze den Vergleich von Studien über psychische Erkrankungen erschwerten

„Die Übersicht über die objektiven Symptome der Arbeitslosen zeigt eine Dominanz psychisch und psychosomatisch bedingter Krankheitsbilder. Am häufigsten werden depressive und funktionelle Störungen festgestellt. Diese Diagnosen sind hinsichtlich ihrer Krankheitsursachen und -zeichen eher vage." (Friedel 2000, S.28)

„Kunzendorff, Sozialmediziner an der Medizinischen Akademie Erfurt, verengt den Zusammenhang zwischen Arbeitslosigkeit und Gesundheit auf psychische Reaktionen wie Spannung, Angst und Depressivität. Gelingt dem Arbeitslosen keine Anpassung, d.h. adäquate Bewältigung des niedrigen Selbstwertgefühls, Kontaktverlustes oder der alltäglichen Frustrationen im Prozeß der Erwerbslosigkeit, entstehen pathogenetische Bedingungen." (Kunzendorff 1991, S.1142, zit. nach Friedel 2000, S.13)

„Das vermittelnde Glied zwischen Arbeitslosigkeit und Gesundheit ist in vielen Fällen die Bewertung der individuellen Situation als Bedrohung der eigenen Person. […] Der wesentliche Teil physischer Erkrankungen entsteht durch Belastungen bzw. Streß, und zwar desto ausgeprägter, je mehr emotionale Reaktionen auf die Arbeitslosigkeit vorliegen." (Resetka et al. 1996, S. 39)

Kurella erstelle eine Auflistung wichtiger Zusammenhänge von Arbeitslosigkeit und Gesundheit:
- Nachzuweisen, dass Krankheiten durch die Arbeitslosigkeit verursacht werden, ist schwer, weil es sich um ein Wechselverhältnis handelt. Oftmals ist es die eingeschränkte Gesundheit, die zur Arbeitslosigkeit führt.
- Auf das veränderte Verhalten und die veränderten Lebensweisen Arbeitsloser ist ein Großteil schädlicher Wirkungen auf die Gesundheit zurückzuführen.

- Durch die Benachteiligung Arbeitsloser, z.B. durch Wohnungsnot, fehlende Erholung, Bewegungsarmut, eingeschränkte Mobilität, Verringerung sozialer Kontakte, evt. familiäre Probleme usw., wirkt sich die Arbeitslosigkeit negativ auf die Gesundheit aus.
- Subjektive Faktoren wie die Einstellung zur Arbeit, zum Beruf und zur Arbeitslosigkeit beeinflussen den Leidensdruck sehr stark.
- Die rollentheoretische Deutung kann sich als eine mögliche Form der Problembewältigung anbieten. Daher wäre es möglich, dass in Einzelfällen der Rückzug in die Krankenrolle als Abwehrmaßnahme der Stigmatisierung genutzt wird (vgl. Kurella 1992, S. 7).

Macht Arbeitslosigkeit krank?

Zusammenfassend lässt sich feststellen, dass bei Arbeitslosen eher psychische als physische Probleme auftreten. Es deutet vieles darauf hin, dass die Arbeitslosigkeit wie ein Katalysator auf latent vorhandene psychische und physische Leiden wirkt. Wiederum wirken sich auch die psychischen Leiden verstärkend auf die somatischen Erkrankungen aus.

Psychische und physische Auswirkungen der Arbeitslosigkeit verlaufen nicht für alle Betroffenen gleichförmig. Sie werden stark durch demographische, soziale, kulturspezifische sowie durch individuelle Faktoren bestimmt.

Bezogen auf die einleitend gestellten Fragen, kann ein Erholungseffekt während der Anfangsphase der Arbeitslosigkeit eintreten. Ist die Arbeitslosigkeit jedoch von längerer Dauer, verschwindet dieser Erholungseffekt. Arbeitslose neigen dann dazu, psychische, physische und psychosomatische Symptome zu entwickeln, (siehe Pelzmanns 4-Phasen-Modell).

In den von uns gelesenen Publikationen und Studien haben Arbeitslose, im Hinblick auf ihren Gesundheitszustand, immer schlechter als Erwerbstätige abgeschnitten.

8.4 Grafik

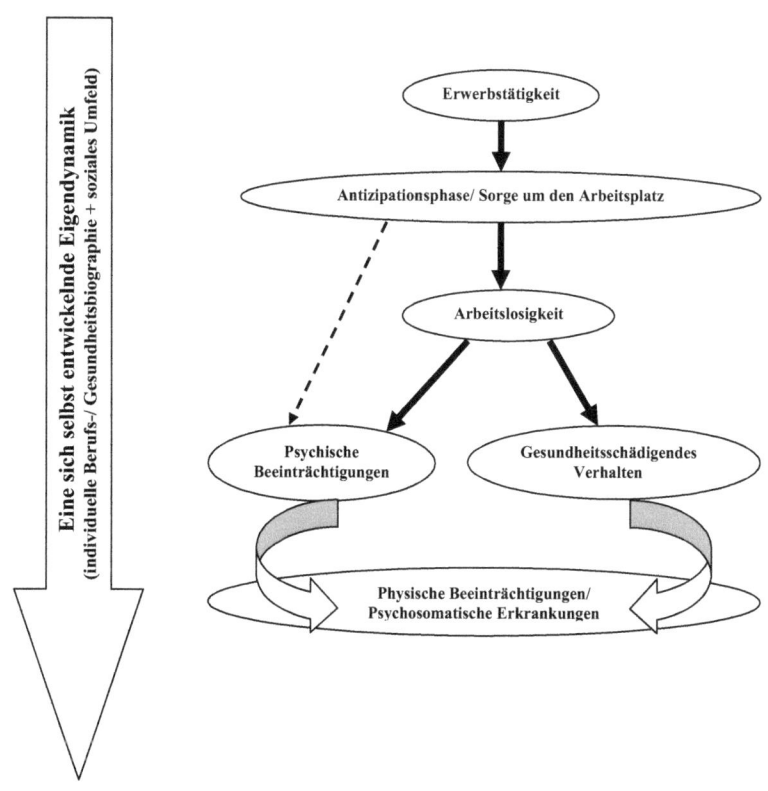

Diese Grafik soll dazu dienen, unsere Ergebnisse der Recherche zu visualisieren.

9. Forderung an Forschung, Praxis und Politik

Es wurde deutlich, dass aus den vorliegenden Ergebnissen weitreichende Konsequenzen zu ziehen sind.
Als erstes ist anzumerken, dass für eine genauere Untersuchung der psychischen und physischen Beeinträchtigung von Arbeitslosen flächendeckende und länger angelegte Studien durchzuführen sind. Hierbei ist die arbeitsbiographische, gesundheitsbiographische und die soziale Vorgeschichte der Probanden stärker als bisher zu berücksichtigen. Bisher blieb meist ungeklärt, worauf festgestellte gesundheitliche Beeinträchtigungen von Arbeitslosen zurückzuführen sind. Oftmals wird der schlechtere Gesundheitszustand Arbeitsloser mit ihrem gesundheitsschädigendem Verhalten begründet, z.B. durch erhöhten Konsum von Alkohol und Tabak. Natürlich ist das gesundheitsschädigende Verhalten eine mögliche Ursache des schlechteren Gesundheitszustandes. Aber den psychischen Beeinträchtigungen eine ursächliche Bedeutung zuzuweisen, ist trotz der Fülle an gegenwärtig vorliegenden Studien nur schwer möglich. Deshalb ist eine qualitative Verbesserung künftiger Studien, deren Erkenntnisse in politisches Handeln umgesetzt werden können, nötig.
Desweiteren wäre es wichtig, dass die Ergebnisse solcher Studien dann auch von der Politik offiziell anerkannt und vertreten werden. Dies könnte dabei helfen, eine Abgrenzung zwischen Erwerbstätigen und Erwerbslosen zu mindern, weil ein öffentliches Bewusstsein für die Gefahren und die Entstehung von Arbeitslosigkeit geschaffen werden würde. Arbeitslose müssen informiert und gleichzeitig motiviert werden, um den negativen Auswirkungen entgegenzuwirken.
Da in unserer modernen Industriegesellschaft der „Wert" eines Menschen leider allzu oft an seinem materiellen Besitz gemessen wird, ist ein gesamtgesellschaftliches Umdenken dringend nötig, um einer anwachsenden Stigmatisierung der Arbeitslosen entgegenzuwirken.
Eine weitere Forderung ist, dass Umschulungen und Weiterbildungsmaßnahmen zielgerichteter eingesetzt werden, um Arbeitslosen realistischere Chancen auf dem Arbeitsmarkt zu bieten. Außerdem ist nur mit einer sehr geringfügigen Verbesserung des psychischen Befindens von Erwerbslosen zu rechnen, wenn diese das Gefühl haben

an Maßnahmen teilzunehmen, welche für sie (aufgrund ihrer beruflichen Vorgeschichte) „völlig sinnlos" sind. Hinzuweisen ist auch auf die ungeheuere Verschwendung von finanziellen Mitteln, durch die teils wahrlose Auswahl der Teilnehmer solcher Maßnahmen.

Wünschenswert wäre es, wenn die Ergebnisse zukünftiger Studien dazu dienen würden, die Folgen der Arbeitslosigkeit zu kompensieren und gleichzeitig die gesundheitlichen Beeinträchtigungen der Arbeitslosen zu mildern.

Literaturverzeichnis

Aßmann, Sabine/ Rossa, Karsten: Auswirkungen von Arbeitslosigkeit auf die Gesundheit Betroffener und ihrer Familien- Konzeption und erste Ergebnisse. In: Thomas Kieselbach, Peter Voigt (Hrsg.): Systemumbruch, Arbeitslosigkeit und individuelle Bewältigung in der Ex-DDR, 2. Auflage. Deutscher Studien Verlag: Weinheim 1993, S.240-247.

Barwinski Fäh, R.: Die seelische Verarbeitung der Arbeitslosigkeit. Eine qualitative Längsschnittsstudie mit älteren Arbeitslosen. Profil Verlag: München 1990.

Baumann, W.: Die im Schatten leben. Armut und Lohnabhängigkeit in der Bundesrepublik. Pahl – Rugenstein: Köln 1982.

Behrens, J. / Voges, W.: Kritische Übergänge. Statuspassagen und sozialpolitische Institutionalisierung. Campus: Frankfurt 1996.

Bertelsmann Lexikothek Verlag GMBH, Band 1: Gütersloh 1994.

Bertelsmann Lexikothek Verlag GMBH, Band 8: Gütersloh 1993.

Böckmann-Schewe, L./ Kulke, C./ Röhrig, A.: Wandel und Brüche in Lebensentwürfen von Frauen in den neuen Bundesländern. In: Aus Politik und Zeitgeschichte. Bundeszentrale für politische Bildung: Bonn 1994, S. 33f.

Brinkmann, C./ Wiedemann, E.: Zu den psycho-sozialen Folgen der Arbeitslosigkeit in den neuen Bundesländern. In: Aus Politik und Zeitgeschichte, Beilage zur Wochenzeitung Das Parlament: Bundeszentrale für politische Bildung für politische Bildung: Bonn 1994, S. 16ff.

Brockhaus Enzyklopädie, neunzehnte Auflage, zweiter Band: Mannheim 1987.

Brockhaus Enzyklopädie, neunzehnte Auflage, zwölfter Band: Mannheim 1990.

Bundesministerium für Gesundheit und Soziale Sicherung.
Url: http://www.bmgs.bund.de/download/gesetze_web/sgb03/sgb03x118.htm
(Stand: 04.01.2005)

Dauer, Steffen/Wagner, Gerd/Hennig, Heinz/Morgenstern, Jörg: Arbeitslosigkeit und Gesundheit – erste Ergebnisse einer empirischen Studie. In: Thomas Kieselbach, Peter Voigt (Hrsg.): Systemumbruch, Arbeitslosigkeit und individuelle Bewältigung in der Ex-DDR, 2. Auflage. Deutscher Studien Verlag: Weinheim 1993, S. 254-267.

Duerig, W. / Zdrowomyslaw, N.: Gesundheitsökonomie. Einzel – und gesamtwirtschaftliche Einführung. Oldenbourg Verlag: München 1997.

Elkeles, T./ Georg, A.: Bekämpfung arbeitsbedingter Erkrankungen. Evaluation eines Modellprogramms. Juventa: Weinheim; München 2002.

Elkeles, T./ Kirschner, W.: Arbeitslosigkeit und Gesundheit. Intervention durch Gesundheitsförderung und Gesundheitsmanagement – Befunde und Strategien. Wirtschaftsverlag NW: Bremerhaven 2004.

Elkeles, T./ Seifert, W.: Arbeitslose und ihre Gesundheit. Empirische Langzeitanalysen. Wissenschaftszentrum Berlin für Sozialforschung: Berlin 1992.

Elsner, G.: Was uns kaputt macht. Arbeitsmarkt und Arbeitsmedizin. VSA – Verlag: Hamburg 1984.

Friedel, Heiko: Arbeitslosigkeit und Krankheit – Eine gesundheitsökonomische Studie. Tectum Verlag: Marburg 2000.

Glumm, Gudrun: Frauenerwerbslosigkeit in Mecklenburg Vorpommern – Herausforderung an die soziale Arbeit. Gesellschaft der Freude und Förderer der evangelischen Fachhochschule Hannover e.V.: Hannover 1998.

Goffmann, E.: Stigma. ‚Über die Techniken der Bewältigung beschädigter Identität. Suhrkamp Verlag: Frankfurt 1990.

Grehn, K.: Arbeitslos in Deutschland. Hilfe für Betroffene. Konzepte für eine andere Politik. Droemersche Verlagsanstalt Th. Knaur Nachf.: München 1994.

Hahn, T./ Schön, G./ Wittich, D.: Verläufe und subjektive Bewältigung von Arbeitslosigkeit / Wiederbeschäftigung. Strukturell – regionale und personell – familiäre sowie sozialbiographische Komponenten (Panel). Trafo Verlag Dr. Wolfgang Weist: Berlin 1996.

Halusa, G. / Heim, N. / Schuller, A.: Medizinsoziologie. Ein Studienbuch. W. Kohlhammer Verlag: Stuttgart 1992.

Harych, H./ Harych, P.: Arbeitslosigkeit und gesundheitliche Folgen in Ostdeutschland. Argument: Berlin, Hamburg 1997.

Henkel, Dieter: Arbeitslosigkeit und Alkoholismus – Epidemiologische, ätiologische und diagnostische Zusammenhänge. Deutscher Studien Verlag: Weinheim 1992.

Herrmannstorfer, U.: Wer soll die Arbeitslosigkeit bezahlen? 28 Thesen. Url: http://www.sozialimpulse.de/pdf-Dateien/Wer_soll_die_Arbeitslosigkeit_bezahlen.pdf (Stand: 15.01.2005)

Hinner, K.: Arbeitslosigkeit ist ein soziales Konstrukt. 2003. Url: http://www.hinner.com/texte/Arbeitslosigkeit.html (Stand: 15.01.2005)

Hirsch, M.: Psychoanalyse und Arbeit. Kreativität, Leistung, Arbeitsstörungen, Arbeitslosigkeit. Vandenhoeck & Ruprecht: Göttingen 2000.

Hurrelmann, K.: Gesundheitssoziologie. Eine Einführung in sozialwissenschaftliche Theorien von Krankheitsprävention und Gesundheitsförderung. Juventa: Weinheim 2000.

Jahoda, M.: Wieviel Arbeit braucht der Mensch? Arbeit und Arbeitslosigkeit im 20. Jahrhundert. Beltz: Weinheim, Basel 1986.

Kieselbach, Thomas: Neuere Ergebnisse der europäischen Arbeitslosenforschung. Beltz: Weinheim 1989.

Kieselbach, Thomas/ Klink, Frauke/ Scharf, Günter/ Schulz, Sun-Ok: Ich wäre ja sonst nie mehr an Arbeit rangekommen. Evaluation einer Reintegrationsmaßnahme für Langzeitarbeitslose. Deutscher Studien Verlag: Weinheim 1998.

Kieselbach, Thomas/ Voigt, Peter: Systemumbruch, Arbeitslosigkeit und individuelle Bewältigung in der Ex-DDR. Deutscher Studien Verlag: Weinheim 1992.

Kieselbach, T. / Wacker, A.: Bewältigung von Arbeitslosigkeit im sozialen Kontext. Deutscher Studien Verlag: Weinheim 1991.

Kieselbach, T./ Wacker, A.: Individuelle und gesellschaftliche Kosten der Massenarbeitslosigkeit. Deutscher Studien Verlag: Weinheim 1987.

Kieselbach, T. / Wacker, A.: Theorie und Praxis der sozialen Arbeit. Beltz: Weinheim 1985.

Kleess, B. / Weyerer, S.: Weg vom Fenster. Arbeitslosigkeit und ihre Folgen. Nachrichten- Verlags – GmbH: Frankfurt 1986.

Klein, T.: Sozialer Abstieg und Verarmung von Familien durch Arbeitslosigkeit. Eine mikroanalytische Untersuchung für die Bundesrepublik Deutschland. Campus: Frankfurt/Main, New York 1987.

Kromrey, H.: Empirische Sozialforschung. 9. Auflage. Verlag Leske + Budrich GmbH: Opladen 2000.

Kronauer, M./ Vogel, B./ Gerlach, F.: Im Schatten der Arbeitsgesellschaft. Arbeitslose und die Dynamik sozialer Ausgrenzung. Campus: Frankfurt / New York 1993.

Kunzendorff, E.: Arbeitslosigkeit: Psychosoziale Begleiterscheinungen, mögliche gesundheitliche Auswirkungen und ihre Bewältigung. In: Zeitschrift für ärztliche Fortbildung, 6/1991, Vol.85, S.1139 – 1146.
Friedel, Heiko: Arbeitslosigkeit und Krankheit – Eine gesundheitsökonomische Studie. Tectum Verlag: Marburg 2000.

Kurella, S.: Arbeitslosigkeit und Gesundheit – Literaturstudie für die Jahre 1985-1991. Wissenschaftszentrum für Sozialforschung, Forschungsgruppe Gesundheitsrisiken und Präventionspolitik, Berlin 1992.

Meyer, Rudolf: Allgemeine Krankheitslehre kompakt, 9. Auflage. Verlag Hans Huber: Bern 2000.

Microsoft Encarta Enzyklopädie 2005.

Mohr, G.: Ausgezählt. Theoretische und empirische Beiträge zur Psychologie der Frauenerwerbslosigkeit. Deutscher Studien Verlag: Weinheim 1993.

Montada, L.: Arbeitslosigkeit und soziale Gerechtigkeit. Campus: Frankfurt 1994.

Nickel, H.M.: Frauen in der DDR. In: Aus Politik und Zeitgeschichte. Bundeszentrale für politische Bildung: Bonn 1990, S.39ff.

Nickel, H.M./ Kühl, J./Schenk, S.: Erwerbsarbeit und Beschäftigung im Umbruch. Akademie Verlag: Berlin 1994.

Noelle-Neumann, E./ Strümpel, B.: Macht Arbeit krank? Macht Arbeit glücklich? Eine Kontroverse. Piper: München 1984.

Opp, K.D.: Methodologie der Sozialwissenschaften. Einführung in Probleme der Theoriebildung. Westdeutscher Verlag: Stuttgart 1995.

Peter, S.: Der Gesundheitszustand bei drohender Arbeitslosigkeit im psychischen und familiären Umfeld. Dissertation zur Erlangung des akademischen Grades doctor medicinae (Dr. med.). Abteilung für Sozialmedizin des Instituts für Arbeits- und Sozialmedizin des Universitätsklinikums „Carl – Gustav – Carus" der Technischen Universität Dresden: Dresden 1995.

Puhlmann, A.: Arbeitslosigkeit und berufliche Neuorientierungen von Frauen in Ostdeutschland. Berufsbiographien und berufliche Qualifizierung im Umbruch. Bundesinstitut für Berufsbildung: Berlin 1998.

Reeder, S.: Arbeitslosigkeit – Gemeinsam Arbeitsplätze schaffen. 2004. Url: http://www.dreigliederung.de/essays/2004-04-003.html (Stand: 15.01.2005)

Resetka, H.-J./ Liepmann, D./ Frank, G.: Qualifizierungsmaßnahmen und psychosoziale Befindlichkeit bei Arbeitslosen. Peter Lang: Frankfurt/Main 1996.

Roche Lexikon Medizin, 3. Auflage. Urban und Schwarzenberg: München 1993.

Rothschild, K.W.: Theorien der Arbeitslosigkeit. Oldenbourg Verlag: München 1988.

Schäfers, Bernhard: Grundbegriffe der Soziologie, 2. Auflage. Leske Verlag und Budrich Gmbh: Leverkusen 1986.

Schewior-Popp, Susanne: Modelle von Gesundheit und Krankheit. In: Kellnhauser, Edith/ Schewior-Popp, Susanne/ Sitzmann, Franz/ Geißner, Ursula /Gümmer, Martina/ Ullrich, Lothar (Hrsg.) – Begründet von Liliane Juchli: Pflege, Band 1. Georg Thieme Verlag: Stuttgart 2000, S.76-81.

Schiemann, F.: Langzeitarbeitslosigkeit – ein bekanntes Phänömen mit neuen Gesichter in Ostdeutschland. In: Sozialreport II/94 – Sozialwissenschaftliches Forschungszentrum Berlin – Brandenburg e.V.: Berlin 1994, S.24f.

Schneider, H.: Determinanten der Arbeitslosigkeitsdauer. Eine mikroökonometrische Analyse für die Bundesrepublik Deutschland. Campus: Frankfurt / New York 1990.

Schumacher, E.: Arbeitslosigkeit und psychische Gesundheit. Ergebnisse der Forschung. Profil: München 1986.

Schwitzer, K.-P.: Ältere Menschen in den neuen Bundesländern. In: Aus Politik und Zeitgeschichte. Bundesministerium für politische Bildung: Bonn 1992, S.44ff.

Statistisches Bundesamt. Url: http://www.destatis.de/indicators/d/arb210ad.htmsamt (Stand: 04.01.2005)

Steinle, T.: Gesundheitsökonomische Aspekte der Arbeitslosigkeit. Literaturreview und empirische Analyse der Daten des sozioökonomischen Panels. Magisterarbeit im Aufbaustudiengang Public Health, Universität Ulm, 2000. Url: http://www.uni-ulm.de/public_health/Steinle.pdf (Stand: 27.11.2004)

Strawe, C.: Arbeitslosigkeit – Krise und Chance. 1999. Url: http://www.dreigliederung.de/essays/1999-01-001.html (Stand:15.01.2005)

Strawe, C.: Arbeitszeit, Sozialzeit, Freizeit. Ein Beitrag zur Überwindung der Arbeitslosigkeit. 1994. Url: http://www.dreigliederung.de/essays/1994-12-001.html (Stand: 15.01.2005)

Suhr, D.: Auf Arbeitslosigkeit programmierte Wirtschaft. Diagnose und rechtstechnische Behandlung des Mehrwertsyndroms.
Url: http://www.sffo.de/suhraapwd.html (Stand: 15.01.2005)

Von Ekesparre, Dorothee: „Das ist der halbe Tod" – Psychosoziale und gesundheitliche Folgen von Arbeitslosigkeit. In: Mathias Hirsch (Hrsg.): Psychoanalyse und Arbeit, Vandenhoeck & Ruprecht 2000, S.51-75.

Wacker, A.: Vom Schock zum Fatalismus? Soziale und psychische Auswirkungen der Arbeitslosigkeit. Campus: Frankfurt 1981.

Willke, L.: Arbeitslosigkeit. Url: http://www.bpb.de/files/LMEQYH.pdf
 (Stand: 15.01.2005)

Wolski – Prenger, F.: Niemandem wird es schlechter gehen …! Armut, Arbeitslosigkeit und Erwerbslosenbewegung in Deutschland. Bund: Köln 1993.

Zimmermann, J.E.: Akkumulation des Kapitals und Arbeitswillige ohne Aufgabe. Probleme, Fragen, Aspekte. 1984.
 Url: http://www.dreigliederung.de/essays/1984-01-001.html (Stand: 15.01.2005)